Intermittierendes Fasten

Wie Sie mit intermittierendem Fasten erfolgreich Fett verbrennen und ohne zu hungern abnehmen

Inhaltsverzeichnis

Einleitung

„Fasten? Habe ich schon einmal probiert. Zu Beginn klappt es ganz gut, dann bekommt man richtig Hunger und schlechte Laune. Am Ende stopft man sich doch wieder voll und wiegt noch mehr als zuvor.“

Diese Gedanken beim Thema Gewichtsverlust durch Fasten gehen vielen durch den Kopf. Aber wer sagt, dass man ganze Tage lang auf feste Nahrung verzichten muss? Oder dass Verzicht überhaupt zum Fasten dazugehören muss? Hier kommt das intermittierende Fasten ins Spiel. Das basiert nämlich auf dem gleichen Prinzip, sieht in der Praxis aber ganz anders und viel einfacher aus. Und führt trotzdem schnell zur Fettverbrennung.

Neben dem Gewichtsverlust kann intermittierendes Fasten Ihnen in weiteren Bereichen helfen: Ein natürliches Hungergefühl und eine bessere Körperwahrnehmung entwickeln. Diese Art des Fastens zeigt Ihnen, wozu Ihr Körper wirklich in der Lage ist sowie, was er tatsächlich braucht.

In diesem Ratgeber setzen wir uns mit allem

auseinander, was es zum Thema intermittierendes Fasten zu wissen gibt. Wie es funktioniert, welche Methoden es gibt und all die positiven Effekte, die es mit sich bringt. Darüber hinaus erhalten Sie Tipps und praktische Anwendungsbeispiele, um für sich selbst die beste Vorgehensweise zu entdecken, um schnell Fett zu verbrennen, gesund zu essen und ganze neue Leistungen aus Ihnen herauszuholen.

Was ist intermittierendes Fasten überhaupt?

Intermittierend kommt aus dem Lateinischen und bedeutet „mit Unterbrechung“. Man spricht daher auch vom Kurzzeitfasten oder Intervallfasten. Es funktioniert folgendermaßen: Über eine gewisse Zeitspanne hinweg wird gefastet, gefolgt von einer Phase, in der wieder ganz normal gegessen wird. Wie lange die jeweilige Periode andauert, hängt von unterschiedlichen Methoden ab. Wichtig ist nur, dass es sich um regelmäßige Zeitspannen handelt, damit der Körper weiß, wann er mit Nahrung rechnen kann und wann er sich an die bestehenden Fettreserven heranmachen sollte.

Fasten genießt in Sachen Abnehmen nicht unbedingt einen guten Ruf. Vermutlich, weil Fasten meist gleich mit hungern in Verbindung gebracht wird und wie uns oft genug erzählt wird, ist hungern keine gute Grundlage für Gewichtsverlust. Da kommen einem sofort Begriffe wie verlangsamter Stoffwechsel, Essanfälle, Jojo-Effekt und Frust in den Sinn. Es stimmt, hungern sollte allgemein zu keinem Abnehmplan gehören. Damit lassen sich vielleicht rasche Ergebnisse erzielen, die aber keinesfalls von

Dauer sind. Am Ende legt man durch solche extreme Diäten nur zusätzlich an Gewicht zu.

Doch beim interemittierenden Fasten soll auch gar nicht gehungert werden. Ja, tatsächlich, selbst wenn das zunächst unrealistisch klingen mag: Hier geht es um Gewichtsverlust ohne Verzicht und ohne Hunger. Wir legen noch einen drauf: diese Art des Fastens ist sogar gesund.

Heutzutage müssen wir keine essensfreie Zeit mehr einlegen, wenn wir es nicht möchten. Ganz gleich zu welcher Uhrzeit, uns steht in der Regel immer das zur Verfügung, wonach uns gerade ist. Supermärkte an fast jeder Ecke und mit Preisklassen, bei denen sich auch geringer Verdienende für die kommenden Tage und Wochen großzügig eindecken können. Fast-Food-Läden und Restaurants. In größeren Städten gar 24-Stunden Supermärkte. Dank Lieferservice kann man sich in kürzester Zeit auch spätabends noch ein volles Menü ins Haus liefern lassen. Da vergisst man schon mal, dass es früher ganz anders aussah. Vor ein paar Jahrzehnten war es nicht üblich, jederzeit Zugriff auf kalorienreiche Nahrung zu haben. Feste Essenszeiten gab es nicht nur der Tradition wegen, sondern auch weil es eben nicht ununterbrochen die Möglichkeit gab, zu essen. Blicken wir noch ein wenig weiter zurück. Unsere frühen Vorfahren mussten manchmal Tage ohne richtige Nahrung auskommen. Als Jäger und Sammler kostete es uns Zeit und Anstrengung, um an die nächste Mahlzeit heranzukommen. Aber hat es dem Menschen damals geschadet? Ganz und gar nicht – andernfalls hätte unsere Spezies wohl nicht lange überlebt. Schließlich nahm die Jagd Kraft und Schnelligkeit in Anspruch. Was einen nicht umbringt, macht einen stärker. In dieser Hinsicht hat das gestimmt. Die Menschen damals waren topfit.

Vorteile und positive Effekte

Durch das Teilzeitfasten kann man relativ schnell und ohne große Anstrengung an Gewicht verlieren - was für viele vermutlich der Hauptgrund ist, es mit dieser Methode zu versuchen. Tatsächlich eignet sich intermittierendes Fasten auch ganz hervorragend dafür, aber das ist noch längst nicht alles. Von einseitigen oder stark einschränkenden Diäten kann man nicht behaupten, dass sie dem Körper etwas Gutes tun, außer dass man am Ende eben weniger auf die Waage bringt. Das zählt aber auch nur dann, wenn die Gewichtsreduktion von Dauer ist.

Teilzeitfasten ist gesund für den menschlichen Körper und deshalb nicht nur für jene, die abnehmen möchten, interessant. Sie müssen nicht übergewichtig sein, um Vorteile aus dieser Ernährungsweise zu ziehen. Gerade Intensivsportler nutzen sie gerne. Einige Vorteile im Überblicj.

Verbesserte Verdauung

Am Verdauungsprozess ist nicht nur der Darm beteiligt. Magen, Leber, Bauchspeicheldrüse und die Nieren müssen ebenfalls mitarbeiten. In den

Fastenperioden dürfen sich diese Organe mehr oder weniger ausruhen, denn wenn kein Nahrungsbrei vorhanden ist, gibt es auch nichts zu tun. Das hilft die Verdauungsapparate zu entlasten. Zugleich hat unser Körper nun die Möglichkeit, sich besser zu entgiften, indem er sich Zeit nimmt, in den Ruhephasen um die Ausscheidung zu kümmern.

Unser Körper hat mehr Zeit für andere Dinge

Die zugeführte Nahrung zu verarbeiten, kann für den menschlichen Körper viel Stress bedeuten. Je mehr Essen wir ihm zukommen lassen, desto mehr Zeit muss er dafür aufwenden. So kann er während der Fastenstunden beispielsweise vermehrt Energie für die Heilung aufbringen, wenn wir krank oder verletzt sind. Versuche mit Mäusen haben sogar gezeigt, dass intermittierendes Fasten höchstwahrscheinlich zu einer höheren Lebenserwartung beiträgt. Nicht nur, weil der Körper weniger Kraft aufbringen muss, die Organe nutzen sich auch langsamer ab. Intermittierendes Fasten kann Ihnen also im besten Falle ein längeres Leben bescheren.

Es verlangsamt den Stoffwechsel nicht

Vermutlich eine der ersten Sorgen, die Ihnen beim

Begriff Fasten in den Sinn kommen. Tatsächlich schadet intermittierendes Fasten dem Stoffwechsel nicht, wenn man es richtig angeht. Der Fehler, den viele Menschen beim Versuch abzunehmen machen, ist das Kaloriendefizit erst zu groß werden zu lassen und dieses dann später durch einen Kalorienüberschuss wieder wett zu machen. So schaltet der Metabolismus wirklich auf Sparflamme. Das Intermittierende Fasten läuft so nicht ab.

Es hilft gegen Fressattacken

Zu Beginn fürchten Sie vielleicht, dass gerade Fasten zwangsläufig zu großen Hungerattacken führt. Nachdem man sich zurückhalten musste und endlich an die Schokolade darf, wird man diese doch sicher innerhalb von Minuten verschlingen wollen? Keine Sorge. Auf lange Sicht hilft intermittierendes Fasten dabei, den Hunger zu regulieren und einen Appetit auf die Dinge zu entwickeln, die in Sachen Nährstoffe tatsächlich gebraucht werden. Im besten Falle werden sie also feststellen, dass Ihnen gar nicht mehr so nach Süßem ist wie früher.

Sie müssen keinen Muskelverlust fürchten

Ein Mythos beim Thema Fasten ist der Verlust von

Muskelmasse. Was man anfangs rapide verliert, sind angeblich zu allererst die Muskeln und nicht das gewünschte Fett. Das kann Ihnen beim intermittierenden Fasten nicht passieren. Genau genommen kann man das Prinzip sogar dazu benutzen, noch mehr Muskelmasse aufzubauen. Wenn man in den Phasen des Fastens Kraftsport betreibt und später proteinreiche Nahrung zu sich nimmt, kann diese optimal dem Muskelaufbau zugeführt werden. Darüber hinaus sind auch unsere verwöhnten modernen Körper noch darauf programmiert, mit harten Zeiten umzugehen. Sie verfügen über einen Speicher an Aminosäuren. Dieser unterstützt Sie, wenn es über einen gewissen Zeitraum hinweg keine neue Proteinzufuhr gibt.

Weitere Vorteile

Intermittierendes Fasten erhöht in den Phasen ohne Nahrung das **Glückshormon** Serotonin. Sie können sich in diesen Zeiten also besonders zufrieden fühlen – anstatt schlecht gelaunt, weil der Hunger nagt. Unser Kopf kann **klarer** arbeiten. „Ein voller Bauch studiert nicht gern“ ist ein treffendes Sprichwort und dabei geht es nicht nur um Hausaufgaben. Muss gerade keine Nahrung bearbeitet werden, dann kann sich das Gehirn viel besser auf andere Dinge konzentrieren. Außerdem kann man sich von dem Gefühl befreien, alle paar Stunden essen zu müssen, um nicht schwächlich zu Boden zu gehen. Sie werden sehen, wie lange Ihr Körper es tatsächlich ohne Nahrung aushalten kann, ohne dass schlechte Konsequenzen zu fürchten sind. Das stärkt das Selbstbewusstsein und vor allem die eigene Körperwahrnehmung.

Überhaupt lässt sich die Zeit des intermittierenden Fastens bestens dazu nutzen, sich selbst näherzukommen**. Aktuelle Studien weisen außerdem darauf hin, dass es den Blutzuckerspiegel senken kann und sich somit positiv auf die Insulinsensitivität auswirk**t. Außerdem verleiht Teilzeitfasten häufig ein Gefühl der Befreiung. Durch die Tatsache, dass Nahrung heutzutage fast immer und überall in sämtlichen Formen verfügbar ist, entwickeln manche geradezu eine Abhängigkeit danach. Wenn man plötzlich einmal ohne den Nachmittagssnack auskommen muss, glaubt man schon zu verhungern. So schwächlich können wir doch unmöglich schon geworden sein. Auch das Verlangen nach Zucker und leeren Kohlenhydraten zeugt schon fast von Zwang. Durch intermittierendes Fasten können wir zur Urform unserer Nahrungsbedarf zurückfinden, ohne drängendes Verlangen nach belastendem Essen und vor allem ohne dabei verzichten zu müssen.

Warum funktioniert intermittierendes Fasten bei der Fettverbrennung so gut?

Methoden zur Gewichtsabnahme gibt es viele und nicht selten sind diese mit größeren Umstellungen und Zeitaufwand verbunden. Das ist beim intermittierenden Fasten kaum der Fall. Es lässt sich sehr leicht in den Alltag integrieren und tritt in verschiedenen Varianten auf, sodass eigentlich für jeden etwas dabei ist.

Natürlich muss man schon trotzdem auf die Ernährung achten und vermehrt zu gesunden Nahrungsmitteln greifen, aber weder müssen Sie aufwendige Diät-Gerichte kochen, noch sich jede Süßigkeit verkneifen oder Ihren Tagesablauf komplett umstellen.

Hunger gehört nicht auf den Speiseplan, weshalb sich intermittierendes Fasten auf Dauer relativ leicht durchziehen lässt. Diäten scheitern deshalb so häufig, weil sie eben nur über einen bestimmten Zeitraum hinweg durchgeführt werden und das meistens auf eine Art und Weise, die einem schnell das Gefühl gibt, man müsse auf etwas verzichten oder werde nicht richtig satt. Kein Wunder also, dass man nach ein paar Wochen schnell wieder in das alte Muster zurückfällt oder im schlimmsten Falle gar noch zusätzliche Kilos zulegt.

Die verschiedenen Varianten des Intervallfastens

Beim intermittierenden Fasten gibt es unterschiedliche Varianten. Sie unterscheiden sich dabei bezüglich der Zeitspannen, in denen gegessen werden darf und die der Fastenperiode.

Was Sie während der Fastenzeit zu sich nehmen können

Auf jeden Fall Wasser – und davon bitte nicht zu wenig. Die empfohlenen 2,5 bis 3 Liter sind ein Muss. Wenn das Wasser auch keine Kalorien mit sich bringt, beschäftigt es den Magen eine Weile lang. Wer nicht isst und zugleich nicht trinkt, tut dem Körper keinen Gefallen. Nun aber auch nicht den Fehler machen und einen Liter auf einmal kippen. Das verleiht einem zwar das Gefühl von Sattheit, ist dem Körper auf Dauer aber nicht bekömmlich. Zu kalt sollte es ebenfalls nicht sein, da dass der Magenschleimhaut schaden kann.

Tee ist ebenfalls kein Problem, solange Sie ihn nicht zusätzlich süßen. Gerade Grüner Tee empfiehlt sich für die Fastenperiode. Ähnliches gilt für den Kaffee. Der darf gerne konsumiert werden, nur bitte ohne

Zucker und Milch. Auch die Milch enthält Zucker in Form von Milchzucker, was der Fettverbrennung schadet. Um zusätzlich den Stoffwechsel anzuregen, lohnt sich eine Tasse Kaffee oder Espresso am Morgen noch bevor irgendwelche Nahrung aufgenommen wird.

Verspüren Sie während der Fastenzeit Lust auf etwas Geschmackvolles, ist sogar eine Gemüsebrühe gestattet. Dazu können Sie aus dem Gemüse Ihrer Wahl eine Suppe zubereiten, allerdings dann auch nur die reine Brühe davon trinken, ohne das Gemüse zu essen. Dieses wiederum muss natürlich danach nicht einfach weggeworfen werden – bringen Sie es bei der nächsten Mahlzeit unter.

16:8

Die 16:8 Variante gilt mitunter als die beliebteste, da sie sich meist sehr einfach in den Alltag integrieren lässt. Sie ist auch unter dem Namen **Leangains** bekannt. Die Fastenperiode beträgt hier 16 Stunden. An den restlichen 8 darf gegessen werden. Besonders gut funktioniert sie für Menschen, die mit dem Frühstück nicht anfangen können oder dieses in der Regel spät zu sich nehmen. Wer z.B. um 9 Uhr morgens die erste Mahlzeit zu sich nimmt, sollte die letzte bis 17 Uhr abgeschlossen haben. Das Frühstück auszulassen, macht hier natürlich nur dann Sinn, wenn Sie zu den Personen gehören, die morgens wirklich nichts brauchen. Andernfalls erschweren Sie sich das Fasten nur.

Leangains funktioniert deshalb so gut, weil die meiste Fastenzeit über geschlafen wird. Wer bis 19 Uhr seine letzte Mahlzeit verspeist hat, muss nicht hungrig ins Bett gehen und kann die die folgenden Stunden bequem zur Fettverbrennung nutzen – ohne wirklich etwas zu tun. Eine weitere Variante nennt sich 18:6 und funktioniert genauso, nur das hier eben sechs

Stunden lang gegessen werden darf. Dieser Zeitrahmen ist natürlich etwas anspruchsvoller und nicht unbedingt der beste Einstieg für Anfänger.

Wie lange durchführen?

Führen Sie das 16:8 Fasten zu Beginn vier bis fünf Tage durch, um zu sehen, wie es Ihnen bekommt und wo Verbesserungsbedarf besteht. Da diese Methode sich relativ leicht umsetzen lässt, können Sie sie ruhige solange durchführen, wie Sie Ihnen zusagt.

Beispielplan:

Essenszeit 10 Uhr bis 18 Uhr; Fastenzeit ab 18 Uhr bis 10 Uhr am nächsten Morgen.

Nehmen Sie zwischen dem Aufstehen und der ersten Mahlzeit schwarzen Kaffee oder Espresso zu sich. Das kurbelt den Stoffwechsel jetzt schon an. Wer keinen Kaffee mag, kann hier auf Schwarzen Tee zurückgreifen.

10:00: Zeit für die erste Mahlzeit. Damit Sie mit viel guter Energie in den Tag starten können, empfiehlt sich ein Frühstück, dass zu zwei Dritteln aus Eiweiß und ein Drittel aus Kohlehydraten besteht (z.B. Quark mit Obst und Haferflocken).

13:00: Damit die Energieversorgung auch weiterhin optimal bleibt, sollten nun Eiweiß, Fett und Kohlehydrate auf den Tisch kommen, wobei das Eiweiß wieder überwiegt. Zum Beispiel: Mageres Fleisch oder Fisch in Olivenöl gebraten, dazu Gemüse und Kartoffeln. Nachtisch ganz nach Geschmack.

16:00: Hier bietet sich ein gesunder Snack mit vielen Nährstoffen an, z.B. Vollkornbrot mit Avocado und Thunfisch (im eigenen Saft, ohne Öl)

17:30: Innerhalb der nächsten halben Stunde sollte die letzte Mahlzeit eingenommen werden. Sie sollte genügend Nährstoffe erhalten, um Sie dauerhaft satt zu machen. Vielleicht ein Gemüseomelette mit Brot.

Ab 18 Uhr wird dann gefastet. Wer späte Snacks gewöhnt ist, sollte auf die Gemüsebrühe zurückgreifen. Die liefert jede Menge Mikronährstoffe und gibt dem Magen ein Gefühl von Völle und Wärme.

So haben Sie alle wichtigen Mahlzeiten des Tages eingenommen und für eine ausreichende Nährstoff- und Kalorienzufuhr gesorgt und der Körper kann während der Fastenperiode nun anfangen, an den Fettserven zu zehren. Mit diesem Beispielplan entsteht am Ende einer Fastenwoche ein Kaloriendefizit, das für Gewichtsabnahme sorgt, ohne dass Sie hungern mussten.

Das 4-Stunden-Prinzip

Hier darf alle vier Stunden Nahrung zu sich genommen werden (nachts sollten Sie natürlich durchschlafen und nicht den Wecker stellen, um dann um 3 Uhr morgens einen Snack zu verspeisen). Anstatt Ihr Mittagessen auf einmal zu essen, können Sie es zum Beispiel in zwei Portionen aufteilen, um die zweite Hälfte vier Stunden später zu essen. So können Sie ruhig ein opulentes Lunch zubereiten, ohne bei einer Mahlzeit schon zu viel zu essen. Der Körper kann in den Fastenzeiten über den Tag hinweg schon einmal problemlos Fett verbrennen, da keine zusätzlichen Snacks dazwischen kommen.

<u>Wie lange durchführen?</u>

Beschränken Sie sich zu Beginn auf drei Tage, um zu

erkennen, welche Mahlzeit zu welcher Uhrzeit bei diesem Prinzip am wichtigsten für Sie ist; ob Sie zwischen Mittag- und Abendessen mit einem Snack zufrieden sind oder eine etwas größere Mahlzeit zubereiten sollten. Haben Sie den Dreh für sich persönlich heraus, dürfen Sie gerne immer wieder einmal eine Woche mit diesem Fasten-Prinzip einlegen.

Beispielplan:

08:00: Frühstücker dürfen kräftig zulangen. Gute Kohlenhydrate zusammen mit viel Eiweiß.

12:00: Zeit fürs Mittagessen!

16:00: Falls es vom Mittagessen noch Reste gibt, lassen diese sich nun gut als Snack unterbringen. Andernfalls bereiten Sie sich eine energiereiche Zwischenmahlzeit zu, die wenig Zucker und möglichst kein schlechtes Fett enthält.

19:30: Innerhalb der nächsten halben Stunde sollte die letzte Mahlzeit verzehrt werden. Gehen Sie innerhalb der nächsten zwei, drei Stunden ins Bett, sollte die Mahlzeit nicht zu deftig ausfallen, da das

Verdauungssystem sonst schwer daran zu arbeiten hat.

Die nächste Mahlzeit gibt es dann wieder am nächsten Morgen ab 8 Uhr.

5:2

Bei der 5:2 Methode wird nicht täglich, sondern tagesweise gefastet. 5 Tage in der Woche wird normal gegessen. An den anderen beiden beschränken Frauen sich auf 500 Kalorien täglich, Männer auf 600. Im Grunde wird nicht einmal richtig gefastet, da ja an allen Tagen Nahrung verzehrt wird. Nur an diesen beiden eben deutlich weniger.

Wann diese beiden Tage in der Woche stattfinden, bleibt Ihnen überlassen. Nicht empfehlenswert ist es allerdings, sie auf aufeinanderfolgenden Tagen zu legen. Gerade Anfänger entwickeln dadurch schnell ein Hungergefühl und überessen sich dann am nächsten normalen Tag leicht. Ein oder zwei Tage sollten mindestens zwischen den Fastentagen liegen. Das ist auch für den Stoffwechsel wichtig, damit dieser nicht auf Sparflamme schaltet. An den Fasten-Tagen sollte die Nahrung sorgfältig ausgewählt werden. Vermeiden Sie Produkte mit leeren Kalorien, da diese den Umsatz in die Höhe treiben, Sie davon aber kaum satt werden. Konzentrieren Sie sich auf mageres Fleisch, Vollkorn und Gemüse. Die Süßigkeiten dürfen (in Maßen) schließlich wieder an den normalen Tagen zum Einsatz kommen.

So wird schnell Fett verbrannt, ohne dass es Ihnen das Gefühl verleiht, Sie seien auf einer Diät. Zwei Tage lang wird einfach besonnen und weniger gegessen, ansonsten geht alles ganz normal weiter. Am Ende der Woche ist ein deutliches Defizit an Kalorien entstanden, was die Abnahme in Schwung bringt. Allerdings ist bei dieser Methode die Gefahr an den normalen Tagen zu kräftig zuzulangen am Größten.

Wie lange durchführen?

Versuchen Sie es zu Beginn mit 1 bis 2 Wochen. Haben Sie erkannt, welche Tage sich für die Fastenperiode für Sie am besten eignen, können Sie gerne weitermachen.

Beispielplan:

An den normalen Tagen dürfen Sie im Grunde

essen, was Sie möchten. Normal bedeutet, 100 bis 200 Kalorien unter Ihrer üblichen Energiebilanz (mehr dazu in späteren Kapiteln) zu liegen. Entweder durch Ausdauersport oder durch reduzierte Nahrungszufuhr. Beides geht natürlich auch, aber bitte bei keiner der beiden Möglichkeiten übertreiben, sonst nehmen Sie zwar schnell ab, lassen das Defizit aber größer werden als es sich auf Dauer durchhalten lässt. Bitte hier ebenfalls den Fokus auf gesunde Ernährung und die Grundregeln dafür legen (Fett möglichst nicht mit Kohlenhydraten mischen, wenig Softdrinks etc.).

An den Fastentagen: Morgens: Auch hier bietet schwarzer Kaffee die Möglichkeit, ohne viel Kalorien für Energie zu sorgen. Warten Sie nach dem Getränk eine Viertelstunde, bevor Sie die das Frühstück zu sich nehmen. So fällt der Hunger nicht so groß aus. Eiweißreiche Kost hat den Vorteil, dass Sie mehr davon zu sich nehmen dürfen, ohne das Kalorienlimit so schnell wie mit weniger Nahrung bestehend aus Kohlehydraten zu erreichen. Heben Sie sich die Kohlenhydrate für die Mahlzeit auf, die für Sie im Laufe des Tages am wichtigsten ist. Auf Süßigkeiten sollte an den Fastentagen ganz verzichtet werden, da Sie durch diese schnell die Grenze erreichen, ohne wirklich Energie oder Nährstoffe aus den Snacks ziehen zu können.

Bei 500 – 600 Kalorien machen drei größere Mahlzeiten meist mehr Sinn als mehrere kleine, da diese über den Tag verteilt dann wirklich sehr klein ausfallen und nicht dauerhaft satt halten.

Tipp: Beim 5:2 Fasten sollten Sie die Sportlertage besser nicht auf die Fastentage verlegen.

Warrior Diät

Diese Form des Fastens läuft unter dem Motto „Zurück zu den Wurzeln“. Es wird gegessen wie bei den wilden Kriegern damals: Eine Große Mahlzeit am Abend, innerhalb eines bestimmten Zeitfenster. Danach wenig später ab ins Bett und bis zum nächsten Abend die Fastenperiode einleiten. Selbstverständlich dürfen Sie die Mahlzeit aber auf die Uhrzeit verlegen, die Ihnen am meisten zusagt.

Wie lange durchführen?

Das Kriegerdasein auf dem Teller ist gerade für Athleten und Bodybuilder fast schon ein Lebensstil. Wer nach einer Weile erkennt, dass er das

Ernährungskonzept von früher tatsächlich ohne Leistungstief oder Verlustgefühl dauerhaft in seinen Alltag einbringen kann, darf das natürlich. Anfänger beschränken sich bitte auf 1 – 2 Tage pro Woche und weiten dies dann nach Wunsch aus.

Beispielplan:

Die Mahlzeit soll natürlich sehr großzügig ausfallen. Es gibt eine Vorspeise (z.B. Salat), eine große Hauptmahlzeit (z.B. Fleisch mit Gemüse) samt guter Kohlenhydrate, gefolgt von einem Nachtisch. Die Essensperiode sollte so weit wie möglich ausgedehnt werden. Bis zu 4 Stunden sind hier gestattet. Wer drei oder vier Gänge innerhalb von 20 Minuten verschlingt, tut sich damit nichts Gutes. Nehmen Sie sich viel Zeit für diese Mahlzeit, kauen Sie ausführlich und genießen Sie jeden Bissen. Sie dürfen ruhig richtig zulangen. Drei Stücke Kuchen zum Nachtisch sind vielleicht zu viel, ein Stück ist dagegen kein Problem. Dem Körper müssen genügend Kalorien zur Verfügung stehen, damit er während der Fastenzeit daran zehren kann.

Wird der Hunger während der Fastenzeit doch einmal zu groß, ist ein eiweißreicher Snack erlaubt. Ein paar

Nüsse, ein Stück Fisch, eine Avocado. Etwas, das schnell gute Energie liefert und die Fettverbrennung nicht zu stark beeinträchtigt. Dieser Rhythmus entspricht dem, der uns damals zu Eigen war und zu dem wir auch wieder zurückfinden können. Trotzdem sollte man die kämpferische Herausforderung nicht unterschätzen.

Welche Methode ist die beste für mich?

Funktionieren können alle Methoden des intermittierenden Fastens, aber natürlich lassen sich nicht alle gleich gut für jeden durchführen. Durch Ausprobieren findet man schnell heraus, welche einem zusagt. Wer seinen Essrhythmus schon ganz gut kennt, fühlt sich wohl allein durch die Beschreibung zu einer hingezogen.

Gerade Anfängern geben wir den Tipp, es erst einmal mit der 16:8 Variante oder dem 4-Stunden-Prinzip zu versuchen. Diese lassen sich in der Regel am leichtesten in einen „gewöhnlichen" Alltag integrieren, sprich morgens zur Arbeit, abends nach Hause, Wochenende frei. Gerade bei den 4 Stunden wird der Abstand nicht zu groß und solange man am Schreibtisch nicht ständig nascht oder gezuckerte

Getränke vertilgt, lassen sich diese Fastenperioden sehr gut in das Berufsleben einbringen.

Vorbereitung auf das Kurzzeitfasten

Mit dem Fasten anzufangen, kann im Grunde jeder, der gesund ist. Sind Sie gerade erkältet oder haben sich eben erst von einer Krankheit erholt, dann warten Sie bitte eine Weile mit den veränderten Essenszeiten. Auch Diabetikern und Schwangeren wird davon abgeraten. Alle anderen dürfen jederzeit anfangen.

Kaufen Sie genügend Flüssigkeiten ein

Falls Sie nicht Wasser aus dem Hahn oder mit Filter im Haus trinken, decken Sie sich bitte ausreichend mit Mineralwasser ein. Wer bislang wenig getrunken hat, kann diese Gelegenheit nutzen und fortan die empfohlene Menge von mindestens 2,5l am Tag zu sich nehmen.

Auch an Teebeuteln sollte es nicht mangeln. Waren Sie bisher kein allzu großer Freund des Tees war, können vor dem Beginn des Kurzzeitfastens ein paar Sorten ausprobiert werden, um „Ihren“ Tee zu finden.

Was die Gemüsesuppe betrifft, dürfen es auch Brühwürfel sein, noch besser schmeckt es in der

Regel aber mit frischem Gemüse. Ob tiefgekühlt oder gekocht spielt keine Rolle. Achten Sie darauf, ausreichend Grün in verschiedenen Sorten im Haus zu haben, damit es auch geschmacklich interessant bleibt.

Es schadet nicht, ein paar kalorienarme Säfte einzukaufen. Streng genommen sollten diese kein Teil der Fastenzeit sein, aber hin und wieder ein Glas ist akzeptabel, vor allem mit Wasser verdünnt. Wichtig ist allerdings, dass kein zusätzlicher Zucker enthalten ist.

Heiße Zitronen dürfen ebenfalls hin und wieder verzehrt werden, da sie fast keine Kalorien enthalten. Dazu geben Sie einfach den halben Saft einer Zitrone in ein Glas heißes Wasser. Fertiger Zitronensaft funktioniert ebenso gut wie frische Zitronen. Es lohnt sich, etwas davon ausreichend zur Verfügung stehend zu haben.

Im Grunde müssen Sie aus dem Intervallfasten keine große Sache machen, da Hunger eben kein Bestandteil bei dieser Form ist und je nach Form maximal 24 Stunden auf feste Nahrung verzichtet wird. Menschen, die kurz vor einer Diät stehen, gönnen sich oft „ein letztes Abendmahl“ in Form eines ausgiebigen Fresstages, weil die sündigen Lebensmittel ja bald nicht mehr erlaubt sind. Davon abgesehen, dass das auch bei einer Diät wenig Sinn macht, brauchen Sie keine Henkersmahlzeit vor dem Intervallfasten. Allein psychologisch hat das keinen guten Effekt, da Sie sich damit selbst den Eindruck verschaffen, es folge eine Zeit der harten Entbehrung.

Was sich allerdings lohnt, ist ein so genannter Entlastungstag. Oder auch zwei. Die Ernährung während der Fastenzeit soll schließlich möglichst gesund ausfallen und „schlechte“ Lebensmittel sollten weniger konsumiert werden. An den Entlastungstagen behalten Sie Ihre alten Ernährungszeiten bei, konzentrieren Sie aber vermehrt auf gesunde Lebensmittel.

Hunger von Appetit unterscheiden lernen

Beim intermittierenden Fasten wird nicht gehungert. Nichtsdestotrotz kann der Anfang eine rechte Herausforderung sein. Gerade wer daran gewohnt ist, häufig Snacks zwischendurch zu sich zu nehmen, bemerkt zu Beginn eine gewisse Sehnsucht innerhalb der Fastenzeit. Allerdings hat das meist nichts mit richtigem Hunger zu tun, bei dem Magen und Körper nach einer neuen Zufuhr an Nährstoffen verlangen. Es sind lediglich Gewohnheit und Appetit, die Lust darauf machen. Nach ein paar Tagen pendeln sich diese Gelüste auch allmählich ein. So lernen Sie Ihren Körper besser kennen und wissen bald, wann er wirklich Hunger meldet.

Sind Ausnahmen erlaubt?

Erlaubt sind sie schon und lassen sich manchmal auch nur schlecht vermeiden. Wenn das Essen mit der Firma nach 8 Uhr abends stattfindet, obwohl das normalerweise die Zeit ist, in der sie aufhören zu essen, dann müssen Sie sich die Feierlichkeiten nicht verkneifen. Auch Schlemmertage halten ab und an bei Laune. Wichtig ist nur, dass Sie in der Anfangszeit eisern am Ball bleiben. Erlauben Sie sich schon nach drei Tagen vom Kurs abzuweichen, riskieren Sie damit schnell wieder in alte Muster zurückzufallen. Nach ein zwei, drei Wochen haben Sie sich an Ihre Fastenzeit besser gewohnt. Vorher sollten Ausnahmen möglichst vermieden werden.

Bitte unterschätzen Sie den Flüssigkeitsbedarfs Ihres Körpers nicht. Auch wenn Sie bislang mit wenig auskamen, macht er sich während der Fastenzeit vielleicht stärker bemerkbar als für gewöhnlich. Fehlt es in den Stunden ohne Nahrung an Wasser und Elektrolyten, können Kopfschmerzen und Schwindel auftreten.

Nehmen Sie das Fasten ernst

Wer schon öfters versucht hat, Gewicht zu verlieren, weiß, dass es oft an außerplanmäßigen sozialen Ereignissen scheitert: Eine Einladung zum Abendessen, eine Geburtstagsfeier, Weihnachten, Grillen ... Irgendetwas kommt immer dazwischen. Aus einer Ausnahme werden schnell zwei und schon lässt man sämtliche Pläne komplett fallen, um später erneut Anlauf zu nehmen.

Natürlich gibt es ein paar Anlässe, die wohl wichtiger sind, da sie wirklich ein besonderes Ereignis darstellen. An der Hochzeit Ihres Freundes dürfen Sie schon mal eine Pause einlegen und außerhalb der festen Zeiten essen. Ansonsten gilt: Jetzt hat das

Fasten Vorrang. Alles, was keine einmalige Angelegenheit ist, lässt sich schließlich später irgendwann wiederholen. Kuchen wird es auch in Zukunft noch geben und die Kollegen werden sich nicht zum letzten Mal zum Essen getroffen haben.

Innerhalb der Familie oder Partnerschaft lohnt es sich, dass Vorhaben mit den Liebsten abzusprechen. Gemeinsame Essenszeiten können dann so gelegt werden, dass Sie zu Ihren Fastenplänen passen. Da viele, die das intermittierende Fasten nicht kennen, bei dem Wort gleich fürchten, Sie wollen Sie tagelang ohne richtige Nahrung quälen, sollten Sie Angehörige bestenfalls über das Prinzip aufklären. Andernfalls wird man Ihnen während Ihrer Fastenperioden gut gemeint Snacks und Mahlzeiten anbieten, aus Angst, Sie könnten jeden Moment einen Schwächeanfall erleiden.

Aber eben auch nicht zu ernst

Das Teilzeitfasten soll ein Teil des Alltags werden. Das heißt aber nicht, dass all Ihre Gedanken ständig um das Thema kreisen sollten. Wenn Sie alle paar Minuten auf die Uhr sehen, um herauszufinden, wann es die nächste Mahlzeit gibt, sorgt das für Stress und bald auch für Frust. Hunger kann man auch selbst erschaffen, indem man den Fokus ständig darauf richtet. Sich Rezepte anzusehen und die nächsten Gerichte zu planen, sollte ebenfalls nicht zum Träumen einladen, jedenfalls nicht während der Fastenstunden. Damit machen Sie es sich definitiv schwer und kreieren eine Menge Appetit, selbst auf Dinge, die für gewöhnlich gar nicht zu Ihren Lieblingsgerichten gehören.

Was, wenn es nicht so schnell klappt?

Wenn Teilzeitfasten an und für sich auch eine einfache und schnell wirkende Methode für Gewichtsverlust und einen gesünderen Lebensstil ist, fällt die Umstellung nicht jedem gleich leicht. Bis man Hunger von Appetit trennen kann und das dem Kopf verständlich gemacht hat, dauert es eine Weile.

Lassen Sie sich Zeit und finden Sie vor allem heraus, welche der Fasten-Methoden für Sie wirklich funktionieren. Klammern Sie sich nicht stur an einer fest, wenn sie sich selbst nach mehreren Anläufen nicht so in Ihren Alltag integrieren lässt. Ein bisschen Ausprobieren gehört schon dazu. Hauptsache, Sie verfallen dem Frust nicht. Wenn die Gelüste auf einen handfesten Snack außerhalb der Essenszeiten zu groß werden, dann lassen Sie sich etwas Nahrhaftes zukommen – anstatt zur Chipstüte zu greifen oder plötzlich übergroße Mengen zu verschlingen „weil es ja jetzt auch schon wieder egal ist“. Hören Sie auf Ihren Körper. Das will er Ihnen damit bestimmt nicht sagen.

Worauf Sie sich nach einer Weile des intermittierenden Fastens ebenfalls freuen dürfen: Ihr Hungergefühl normalisiert sich zunehmend. Zucker, schlechte Fette und leere Kohlenhydrate stellen plötzlich keine so große Verführung mehr da wie früher. Wer einen Schlemmertag einrichtet, bekommt bald die alten übergroßen Mengen nicht mehr herunter und auch das Wohlgefühl des Vollstopfens verliert sich allmählich. Beginnen Sie mit leichten Schritten. Stürzen Sie sich nicht sofort auf die Warrior Diät oder das 24-Stunden-Fasten. Das geht höchstwahrscheinlich nach hinten los.

Ein paar weitere allgemeingültige Tipps, unabhängig der Fasten-Methode:

- An Tagen, an denen Sie Ausdauersport

betreiben, darf die Mahlzeit ruhig etwas mehr Kohlenhydrate beinhalten (bevorzugt von den „guten")

- Nehmen Sie sich Zeit für die Mahlzeiten. Allgemein sollte man Essen selbstverständlich nicht innerhalb von Minuten verschlingen, aber gerade in der Fastenperiode ist es wichtig, ein natürliches Sattheitsgefühl zu entwickeln. Kauen Sie Ihr Essen, bis die Nahrung gut zerkleinert ist. Das macht auch die Verdauung einfacher. Nicht selten hat man im Nachhinein einen viel zu vollen Magen, weil dieser eigentlich schon genügend Zufuhr abbekommen hat, während das Sattheitsgefühl aber noch nicht im Kopf angekommen ist. So wechselt man rasch vom großen Appetit zu Überfüllung und das immer wieder.

- Schätzen Sie die Mahlzeiten. Unsere Vorfahren mussten sich beim Fasten-Rhythmus mit dem zufrieden geben, was die Natur zu diesem Zeitpunkt hergab. Wir dagegen können heutzutage auf sämtliche Lebensmittel zurückgreifen, die uns schmecken. Nehmen Sie während der Fastenzeit hastig irgendeine Mahlzeit zu sich, die eben schnell zur Verfügung stand, Ihnen aber gar nicht so gut schmeckt, dann werden Sie sich später in den Stunden ohne Nahrung nicht sehr zufrieden fühlen. Kochen Sie Ihre Gerichte mit Sorgfalt und den Zutaten, die Ihnen wirklich schmecken. Hilfreich kann es sein, für mehrere Tage im Voraus einzukaufen, damit Sie Grundzutaten und jene für bestimmte Gerichte im Haus haben. Denn wer für das geplante Gericht an jenem Tag erst noch einmal das Haus verlassen und zum Supermarkt gehen muss, zieht dann oft eine weniger gute Mahlzeit dem Umstand vor.

- Bereiten Sie Mahlzeiten rechtzeitig vor. Die Fastenperiode ist vorbei und Sie dürfen jetzt das Frühstück zu sich nehmen, aber es bleibt nicht die Zeit, etwas nahrhaft-leckeres zuzubereiten? Stattdessen wird dann oftmals zu den zuckrigen Cornflakes gegriffen oder ein Schokocroissant beim Bäcker gekauft. Voraussehend schauend kochend und Mahlzeiten so weit wie möglich vorbereiten.

- Wird die Lust auf Süßes zu groß, müssen Sie nicht unbedingt zu Tee oder Wasser greifen. Wie wir ja nun wissen, steckt hinter dem Verlangen nach Naschereien in der Regel Appetit und nicht der Hunger nach Nahrungs- und Nährstoffzufuhr. So ein Heißhunger lässt auch ganz leicht besiegen, indem Sie sich die Zähne putzen. Nun, da der Mund sauber ist und man den Geschmack von Frische verspürt, versiegt die Lust auf Schokolade & Co. schnell. Und sich außerhalb der regulären Zeiten die Zähne zu putzen schadet schließlich auch nie.

Wie bleibe ich motiviert, wenn es doch einmal zu schwer wird?

Der Punkt kommt auch beim intermittierenden Fasten früher oder später auf fast jeden einmal zu. Das Verlangen wird doch zu groß. Oder man hat bereits „gesündigt". In solchen Momenten kann es hart sein, am Ball zu bleiben, aber unmöglich ist es keinesfalls.

Erreicht der Hunger einen Punkt, an dem Sie an nichts anderes als die Verführung denken können, dann geben Sie ruhig einmal nach – in vernünftiger Weise. Stillen Sie das Bedürfnis nicht mit einer leeren

Kalorienladung. Greifen Sie zu einem gesunden Snack, der Ihnen schmeckt und der langsam und bewusst verzehrt wird – gesund im Sinne von nährstoffreich und möglichst sehr eiweißhaltig.

Sobald das Drängen in Kopf und Magen nachlässt, muss auch nicht weiter gegessen werden. Der Sinn dahinter? Ihr Körper soll wissen, dass er nicht hungern muss. Die Nahrung steht im Grunde zur Verfügung – nur soll er sich eben einem gewissen Rhythmus anpassen. Helfen also Flüssigkeitszufuhr und Ablenken gar nicht, dann quälen Sie sich nicht und gönnen Sie sich eine kurze, aber sinnvolle Kalorienzufuhr. Hin und wieder schadet das nichts. Das Hungergefühlt pendelt sich irgendwann von selbst ein, aber keinesfalls sollten Sie sich bis zum Schwächeanfall kasteien.

Wenn Sie einem „schlechten" Verlangen innerhalb der Fastenperiode bereits nachgegeben haben: Das passiert. Machen Sie sich nun bloß nicht selbst fertig, weil Sie einen Brownie genascht haben. Nun ist er bereits verputzt und Sie können daran nichts mehr ändern. Den schlimmsten Fehler, den viele, die an einer Ernährungsänderung arbeiten, nun begehen, ist zeitweise alles hinzuschmeißen. „Jetzt ist es auch schon egal, also kann ich heute ruhig normal essen“, wobei „normal“ dann meistens dem alten Ernährungsmuster entspricht: Zu viel leere Kalorien, zu viel Zucker und Fett, als gäbe es kein Morgen mehr. Ausrutscher sind als solche hinzunehmen und wenn sich der sündige Snack nun auch kurz der Fettverbrennung innerhalb des Fastens in den Weg stellt, ist noch lange nicht der ganze Tag verloren.

Das führt uns gleich zu einem weiteren Motivationstipp: Behalten Sie in Erinnerung, dass sich der Ausrutscher eigentlich gar nicht gelohnt hat. Die Freude am Geschmack hielt im Augenblick des Verzehrens an. Danach hat Ihnen der sündige Snack eigentlich gar nichts gebracht, außer einem missmutigen Gefühl. Wenn Sie sich das nächste Mal nach etwas Süßem sehnen, denken Sie daran.

Zur Langzeitmotivation gehört beim Fasten also auch Fehler von vornherein mit einzuplanen, denn die gehören einfach dazu.

Es hilft auch ungemein, sich Komplizen zu suchen. Wenn es niemandem in Ihrem Bekanntenkreis gibt, dann auf jeden Fall online. Lassen Sie sich von den Erfolgen anderer motivieren, tauschen Sie Tipps und Tricks zum Durchhalten aus. Wenn Sie anderen Fasten-Fans Ihre aktuellen Pläne vorstellen, können diese auch mögliche Schwachstellen erkennen oder zusätzliche Verbesserungen empfehlen.

Was eine gesunde Ernährung ausmacht

Eine gesunde Nahrungsaufnahme ist beim intermittierenden Fasten von großer Wichtigkeit. Es wäre fatal anzunehmen, dass man in den Phasen des Essens große Mengen an Zucker, einfachen Kohlenhydraten und Fast Food zu sich nehmen und trotzdem mit raschem Gewichtsverlust rechnen kann. Der Kalorienverbrauch darf nicht höher als üblich ausfallen. Bestimmte Regeln gibt es dabei nicht – wichtig ist aber, dass Sie auf eine ausreichende Zufuhr an Nährstoffen und bekömmlichen Nahrungsmitteln achten.

Natürlich dürfen Sie auch mal sündigen oder bei einem All You Can Eat Buffet zugreifen. Solange Ihre alltägliche Ernährung gesund und vernünftig ist, haben Sie gerade beim intermittierenden Fasten nichts zu befürchten. Ausnahmen bekommt man nicht so deutlich zu spüren wie bei anderen Diäten. Wenn Sie also mal ein zweites Stück Torte drauflegen, macht sich das nicht gleich am nächsten Tag auf der Waage bemerkbar.

Wie genau sieht eine „gesunde“ Ernährung aber

eigentlich aus? Ständig werden neue, super gesunde Lebensmittel präsentiert, ständig gibt es neue Ernährungsgewohnheiten, die angeblich besser als andere sind. So kompliziert, wie es manchmal dargestellt wird, ist eine gesunde Ernährung letztendlich aber gar nicht. Wichtig ist zu wissen, welche Stoffe der menschliche Körper braucht und welche weniger. Setzen wir uns darum genauer mit den Bestandteilen unserer Nahrung auseinander.

Makros und Mikros

Unsere Ernährung lässt sich grob in zwei Kategorien aufteilen: Makro- und Mikronährstoffe. Zu den **Makros** zählen:

Proteine/Eiweiß

Ohne Proteine geht nichts. Sie bilden in unserem Körper Aminosäuren, die dieser teilweise nicht selbst herstellen kann und darum auf die regelmäßige Zufuhr angewiesen ist. Zu viel davon kann man im Grunde gar nicht aufnehmen, falls keine Nierenkrankheit vorliegt, denn dort werden überflüssige Proteine einfach wieder ausgeschieden. Die empfohlene Menge liegt bei 0,9gr pro Kilogramm

Körpergewicht täglich, wobei diese in der Regel sowieso überschritten wird. Stoffwechsel, Zellerneuerung und zahlreiche andere wichtige Vorgänge würden ohne Proteine gar nicht funktionieren. Eiweiß wandert außerdem schnell in die Muskeln und nicht an die Hüften. Damit der Muskelaufbau gelingt, sind Proteine unabdingbar. Aber auch für den Gewichtsverlust an sich empfiehlt sich eine Kost, bei der mehr Eiweiß als Kohlenhydrate konsumiert wird.

Kohlenhydrate/Sacharide

Im Grunde benötigt der menschliche Körper keine Kohlenhydrate zum Überleben. Früher gab es schließlich auch selten oder gar keine Nahrung in Form von Brot, Nudeln oder Reis. Als Hauptenergielieferanten haben wir Kohlenhydrate aber mittlerweile sehr ins Herz geschlossen. Es ist auch gar nicht notwendig, sie beim intermittierenden Fasten ganz vom Speiseplan zu streichen. Allerdings hilft es deutlich, die Menge zu reduzieren und vor allem sich auf die „guten" Kohlehydrate zu konzentrieren.

Es gibt drei Typen von Kohlenhydraten:

Monosacharide, Disaccharide und Polysacharide – auch bekannt als Einfach-, Zweifach- und Mehrfachzucker. Wobei das „Mehr“ in Mehrfachzucker hier nicht direkt mehr Zucker bedeutet. Tatsächlich sind dies die guten Kohlenhydrate.

Monosacharide bestehen aus einem einzigen Molekül. Hierzu gehören die Stoffe, vor denen gerne gewarnt wird, nämlich die grundlegenden Zuckerarten: Traubenzucker (Glucose), Fruchtzucker (Fructose) und Galactose (Milchzucker). Dinge, auf die unser Körper verzichten kann, da sie für einen kurzfristigen Energieschub sorgen, uns sonst aber keinerlei Nährstoffe bieten. Stattdessen setzen sie sich in Form von Fett fest. Einfachzucker dient als Baustein für weitere Zuckerarten.

Zu den **Disacchariden** gehört vor allem der Rohrzucker (Saccharose) und dieser ist damit in Obst und Naschereien vorzufinden. Auch der Zweifachzucker tut uns wenig Gutes (Obst durch die Vitamine natürlich schon). Zwar verwertet der Körper ihn etwas langsamer als den Einfachzucker, aber auch dieses Sättigungsgefühl ist kaum der Rede wert.

Ein- und Zweifachzucker gelangen rasch ins Blut und führen bei hohem Konsum schnell zu Gewichtszunahme.

Worauf Sie sich beim Fasten konzentrieren sollten, sind die **Polysaccharide**, auch als mehrkettige Kohlenhydrate bekannt. Sie enthalten viele Nähr- und Ballaststoffe und sorgen für ein langanhaltendes Sättigungsgefühl. Gemüse, bestimmte Obstsorten sowie Kartoffeln und Haferflocken sind besonders reich an Mehrfachzucker. Noch wichtiger sind dabei die Vollkornversionen von Reis oder Pasta.

Fett entsteht nicht nur durch Fett selbst, sondern vor allem durch kurzkettige Kohlenhydrate. Versuchen Sie vermehrt Mehrfachzucker in Ihren Speiseplan einzubringen. Ersetzen Sie Weißmehlprodukte durch Vollkorn, dann müssen Sie an Ihren Lieblingsgerichten gar nicht viel verändern und werden trotzdem schneller satt, während Sie automatisch weniger als üblich zu sich nehmen. Überlegen Sie außerdem, wo Sie auf Kohlenhydrate verzichten können. Pfannkuchen lassen sich zum Beispiel sehr schmackhaft mit Eiern, Milch und Bananenbrei zubereiten, ohne dass man das Fehlen des Mehls bemerken würde.

Fette

Fette gehören auf den Speiseplan - auch wenn man gerade versucht, Gewicht zu verlieren. Sie sind teilweise überlebenswichtig und arbeiten eng mit einigen Vitaminen zusammen, die durch das Fett erst ihre Wirkung entfalten können. Klar, in großen Mengen schadet Fett dem Körper und das nicht nur auf der Waage. Auf keinen Fall darf man es aber weglassen. Stattdessen sollten Sie die Fette unterscheiden lernen.

Gesättigte Fettsäuren dienen hauptsächlich der Energiegewinnung und sollten nur in Maßen verzehrt werden. Sie verbergen sich in Lebensmittel, von denen heutzutage leider unnötig viel konsumiert wird: Fleisch, Butter, Sahne. Gesättigte Fettsäuren sollten höchsten ein Drittel des täglichen Fettverzehrs ausmachen.

Bekömmlicher sind die **einfach ungesättigten Fettsäuren**. Diese sorgen vor allem dafür, dass unsere Zellmembrane funktionieren. Gerade Raps- und Olivenöl enthalten ungesättigte Fettsäuren.

Außerdem beeinflussen sie den Fettstoffwechsel positiv, weshalb wir täglich etwas von ihnen zu uns nehmen sollten.

Mehrfach ungesättigte Fettsäuren werden auch essentielle Fettsäuren genannt. Am Namen erkennt man ihre Wichtigkeit bereits. Sie können vom menschlichen Körper nicht selbst produziert werden und sind am geregelten Ablauf wichtiger Funktionen beteiligt. Darüber hinaus halten sie den Cholesterinspiegel auf einem positiven Niveau und fördern das Wachstum, gerade bei Heranwachsenden.

Die Omega-3-Fettsäuren lassen sich in fettem Fisch wie Lachs oder Makrelen finden, außerdem in Lein- und Rapsöl. Omega-6-Fettsäuren finden Sie in Weizen- und Sonnenblumenöl. Omega-6 sollte in größeren Mengen als Omega-3 konsumiert werden.

Dann gibt es da noch die **Ballaststoffe**, die sozusagen ein inoffizielles Makro sind. Ballaststoffe werden vom Körper tatsächlich als solcher behandelt: Ballast. Fast alles wird wieder ausgeschieden. Wo liegt dann die Wirkung, nachdem Ballaststoffe immer wieder für die Gesundheit angepriesen werden? Zunächst einmal unterstützen sie den Verdauungsprozess. Sie regen den Darm an und quellen dort in Verbindung mit Flüssigkeit zu mehrfacher Größe auf. Dadurch werden sowohl Verstopfung als auch Diarrhö verhindert. Außerdem schützen sie die Darmwand vor schlechten Darmbakterien. Da Nahrung mit einem hohen Ballaststoffanteil länger und ausgiebig gekaut werden muss, steigt der Blutzuckerspiegel nicht so schnell an. Ballaststoffe können Ihnen also beim Abnehmen nützlich sein, da sie rasch satt machen.

Sehr zuträglich ist es dem Fasten also, wenn Sie sich auf proteinhaltige Kost konzentrieren. Das heißt nicht, dass Sie komplett auf Kohlenhydrate verzichten sollen – was auch ziemlich schwer bis unmöglich wäre. Es kann aber sehr hilfreich sein, wenn die Eiweiß-Nahrung bei größeren Mahlzeiten den Löwenanteil ausmacht, da sie von den Proteinen nichts zu befürchten haben. Beim Öl lohnt es sich vermehrt den mehrfach ungesättigten Varianten zuzuwenden. Mehrkettige Kohlenhydrate dürfen gerne regelmäßig auf den Speiseplan, die kurzkettigen so selten wie möglich.

Mikros

Nun gilt es aber nicht nur die Makros zu beachten, sondern auch das, was in Ihnen drin steckt, nämlich die Mikros. Mikro stammt aus dem Griechischen und bedeutet „klein", weil die Stoffe winzig sind und auch nur in kleiner Menge benötigt werden – dafür aber unbedingt.

Zu den Mikro zählen zunächst einmal die **Vitamine**. Diese wiederum werden in wasser- und fettlösliche unterteilt. Die wasserlöslichen werden nur in sehr geringen Mengen vom Körper gespeichert und der Überschuss ausgeschieden. Fettlösliche sind der Grund dafür, warum Fett in unserer Ernährung essentiell ist, denn ohne dessen Zufuhr können diese Vitamine in unserem Körper nicht wirken. Im Gegensatz zu den wasserlöslichen werden sie im Körper gespeichert, weshalb es bei diesen theoretisch zu einem bedenklichen Überschuss kommen kann. Bei einer ausgewogenen Ernährung kommt so etwas allerdings selten vor, falls Sie nicht zusätzlich dosenweise Vitaminpillen einwerfen. Ein Mangel dagegen führt zu schweren Erkrankungen bis zum Tod.

Zu den **fettlöslichen Vitaminen** zählen:

A – Bildet neue Zellen und kümmert sich um das Immunsystem. Zu finden in Spinat, Fleisch, Eiern und Butter

D – Kümmert sich um die Kalziumaufnahme. Vor allem in Fisch zu finden.

E – Arbeitet als Antioxidant. Zu finden in Pflanzenölen und Nüssen.

K – Ist an der Knochenbildung und Blutgerinnung beteiligt. Zu finden in Kohl, Getreide und Milchprodukten.

Der Rest gehört den **wasserlöslichen** an:

B1 – Unterstützt die Herzmuskulatur. In Leber, Fisch und Hülsenfrüchten enthalten.

B2 – Wichtig für Haut und Nerven. In Milch, Vollkorn und Champignons zu finden.

B6 – An der Bildung des roten Blutfarbstoffs beteiligt.

In Bananen, Fleisch, Hülsenfrüchten und Fisch enthalten.

B12 – Sorgt für den Eiweißstoffwechsel und die Zellbildung. Eier, Fleisch, Fisch und Milch enthalten besonders viel B12.

Biotin – Kümmert sich um Haut und Haar, regt den Stoffwechsel an. Kommt in Hülsenfrüchten, Nüssen und Haferflocken vor.

C – Als bekanntestes Vitamin übernimmt C viele Aufgaben, arbeitet als Oxidant und Heiler, kümmert sich um Knochen und Bindegewebe. Vor allem in Zitrusfrüchten, Brokkoli und Beeren zu finden.

Folsäure – Hilft bei der Bildung roter Blutkörperchen. Enthalten in Spinat, Tomaten, Kartoffeln, Eier, Milch und Vollkorn.

Niacin – Unterstützt die Zellteilung. Kommt vor allem in Backwaren, Schwein, Rind, Milch und Eiern vor.

Pantothensäure – Bildet Antikörper und Hormone. Zu finden in Vollkorn, Milch, Muskelfleisch und

Hülsenfrüchten.

Mineralstoffe

Von den häufigsten Vertretern der Mineralstoffe haben Sie bestimmt schon einmal gehört. Aber was genau treiben diese Stoffe eigentlich in unserem Körper? Mineralstoffe werden zunächst einmal in Spuren- und Mengenelemente aufgeteilt. Der Unterschied liegt in der Konzentration. Mengenelemente kommen zu mehr als 50mg pro Kilogramm im Körper vor, Spurenelemente liegen unter 50mg.

Mengenelemente

Calcium (Brokkoli, Lauch, Milchprodukte) sind ein fester Bestandteil unserer Knochen und stärken diese. Chlor (Salz) reguliert unseren Wasserhaushalt. Kalium (Kartoffeln, die meisten Gemüse- und Obstsorten) sorgt für einen ausgeglichenen Blutdruck. Viele Enzyme benötigen Magnesium (Nüsse, Getreide) für ihre Entstehung. Durch **Natrium** (Fisch, Fleisch, Milchprodukte) können Nerven und Muskeln ihrer Arbeit nachgehen. Phosphor (Milchprodukte, Hülsenfrüchte) ist an diversen Stoffwechselprozessen beteiligt. Auch ohne den Schwefel (in so gut wie jedem Lebensmittel vorhanden) würden viele Enzyme im Körper gar nicht erst entstehen können, außerdem ist er an der Knorpelbildung beteiligt.

Spurenelemente

Spurenelemente heißen deshalb so, weil unsere Nahrung nur Spuren davon enthält. Trotzdem sind diese geringen Mengen sehr wichtig für unsere Gesundheit.

Chrom (Nüsse, Honig, Vollkorn) unterstützt die Fettverbrennung und reguliert den Blutzuckerspiegel.

Dank **Eisen** (Leber, Nüsse, Soja, Vollkorn) bildet sich der Blutfarbstoff und der Sauerstoff kann durch unseren Körper transportiert werden. Eisen bildet übrigens eine Ausnahme, da seine Konzentration im Körper bei über 50mg liegt und damit theoretisch Mengenelement wäre.

Fluor (Meeresfrüchte, Salz, Mineralwasser) sorgt für Zahnschmelzbildung und Knochenaufbau.

Für die Funktion der Schilddrüsenhormone ist **Jod**

(Salz und Seefisch) besonders wichtig. Auch der Stoffwechsel von Kohlenhydraten und Fetten wird dadurch aktiviert.

Durch **Kupfer** (Nüsse, Schalentiere, Leber) werden rote Blutkörperchen gebildet, außerdem ist es an der Erstellung von Aminosäuren beteiligt. Mangan (Nüsse, schwarzer Tee, Hülsenfrüchte) sorgt dafür, dass unser Körper regelmäßig entgiftet wird.

Selen (Fisch, Fleisch, Hülsenfrüchte) schützt unsere Zellen. Zu guter Letzt ist da noch das Zink (Innereien, Vollkornprodukte, Bohnen), welches unser Immunsystem unterstützt und an der Wundheilung beteiligt ist, weshalb Salben gegen Verletzungen auch oft dieses Element enthalten.

Gesunde Ernährung intermittierendes Fasten gehören zusammen

Bitte achten Sie darauf, dass all diese wichtigen Nährstoffe in Ihrem Speiseplan unterbringen. Ganz gleich, ob Sie Mischköstler oder Vegetarier sind oder versuchen, vegan zu leben. Der Körper braucht die guten Fette, Eiweiß und die Mikros, um zu funktionieren. Die Betonung bei der Ernährung während des Fastens liegt auf ausgewogen. Es ist **nicht** notwendig, zusätzliche Diäten oder große Kaloriendefizite mit einzubauen. So wird das intermittierende Fasten auf Dauer nicht funktionieren oder Ihnen im schlimmsten Falle gar schaden. Zucker und Kohlenhydrate sowie leere Kalorien reduzieren? Klar. Einseitige Ernährung, Süßstoffe und andere Diätmittel haben beim Fasten aber nichts verloren.

Sich verstärkt Vollkornprodukten zuzuwenden, ist eine sehr gute Sache, allerdings sollten Sie es zu Beginn langsam angehen. Wer eine hohe Zufuhr nicht gewohnt ist und dann plötzlich große Mengen zu sich nimmt, bekommt häufig Magen- und Darmbeschwerden.

Viele Mineralstoffe, die in Gemüsesorten enthalten sind, weisen hohe Empfindlichkeit gegenüber Hitze auf. Werden sie lange gekocht, dann schwimmen die guten Stoffe im Kochwasser. Schütten Sie dieses also falls möglich nicht weg. Dünsten ist eine schonende Methode, um das Gemüse gar zu kriegen, aber ohne dabei viele Nährstoffe zu verlieren.

Wie sieht die optimale Nährstoff-Verteilung aus?
Bei Erwachsenen sind 0,9gr Eiweiß pro Kilo Körpergewicht vorgesehen. Bei einer Frau von 60kg wären das also mindestens 54gr Eiweiß am Tag, die auf jeden Fall eingenommen werden sollten.

Wer an seinem Gewicht nichts ändern möchte, bei dem dürfen die Kohlenhydrate bis zu 50 Prozent der täglichen Nahrungsaufnahme ausmachen. Wer Fett loswerden möchte, schraubt diese Zufuhr runter und stockt mit Eiweiß auf.

Wichtig: Kohlenhydrate sollten möglichst immer mit Proteinen kombiniert werden und Fette ebenso. Die Kombi Kohlenhydrate + Fette dagegen bitte weitgehend meiden, denn diese ist für den Gewichtsverlust nie günstig.

Welche Mahlzeit ist für Sie am wichtigsten?
Ganz gleich für welche Variante des intermittierenden Fastens Sie sich entscheiden, zu allererst sollten Sie noch bevor Sie mit dem Fasten beginnen herausfinden, welche Mahlzeit für Sie selbst am wichtigsten ist. Manche kommen ohne Frühstück aus, andere können unmöglich in den Tag starten, wenn

die wichtigste Mahlzeit nicht in der Frühe stattfindet. Passen Sie Ihre Fastenzeiten dieser Tatsache an, nicht umgekehrt. Andernfalls kann die Umstellung wirklich unangenehm ausfallen. Brauchen Sie unbedingt ein Abendessen, wenn Sie nach Hause kommen, dann legen Sie Ihre Fastenperiode so fest, dass dieses auch noch mit in den Zeitplan passt.

Empfehlenswerte Lebensmittel beim Kurzzeitfasten und solche, die es nicht sind

Süßstoff und Zuckerersatz

Bei diesem Thema scheiden sich die Geister oftmals. Süßstoff steht seit geraumer Zeit in Verdacht, sich negativ auf den Stoffwechsel auszuwirken. Durch den süßen Geschmack erwartet der Körper die Kalorienverbrennung hochzufahren, doch die Kalorien bleiben natürlich aus, da es sich nicht um echten Zucker handelt. Es besteht laut aktuellen Forschungen die Möglichkeit, dass die Verbrennung irgendwann auch bei der Zufuhr von echtem Zucker nicht mehr ordnungsgemäß eingeleitet wird, wenn über einen langen Zeitraum viel Süßstoff konsumiert wurde. Schlimmstenfalls schaden Süßstoffprodukte also dem Gewichtsverlust.

Stevia und Kokosblütenzucker, zwei Zuckerersatzarten, die schwer im Trend liegen, sind schon eher als solche geeignet. Stevia konnte bislang keine negative Auswirkung auf den menschlichen Körper nachgewiesen werden und Kokosblütenzucker ist sogar wirklich gesund. Bei diesem fährt der Blutzuckerspiegel sehr viel langsamer nach oben und er enthält Mineralstoffe sowie Aminosäuren. Diese Zuckersorten dürfen Sie beim Backen oder im Kaffee also gerne verwenden.

Scharfe Lebensmittel

Chili, Zimt und Ingwer können die Fettverbrennung effektiv unterstützen. Bekommt unsere Zunge Schärfe zu spüren, kurbelt dies die Wärmeproduktion im Körper an. Das tut der Körper, um uns durch den entstehenden Schweiß auf der Haut abzukühlen und verbraucht dabei einiges an Energie.

Erdnussmus

Erdnussbutter wird als leckeres, aber stark kalorienhaltiges Produkt gefürchtet. Dabei ist das Grundrezept eigentlich eine sehr gesunde Sache, ungesund wird es erst durch das Hinzufügen zusätzlicher Fette und Zucker. Eine empfehlenswerte Alternative ist Erdnussmus. Dieses enthält gute Fette und jede Menge Eiweiß. Natürlich hat auch dieses noch eine hohe Kalorienzahl, da es hauptsächlich aus Nüssen hergestellt wird, aber diese Kalorien erfüllen zumindest ihren Zweck.

Erdnussmus eignet sich hervorragend als Zugabe zu

Shakes. Manch einer fürchtet zu Beginn vielleicht, so ein Eiweiß-Shake könne nicht satt machen, sodass man nach der Kalorienzufuhr trotzdem noch Hunger auf mehr hat. Darum muss man sich keine Sorgen machen, wenn man sich selbst einen tollen Shake zubereitet. Nehmen Sie zum Beispiel 300ml Pflanzenmilch und zusätzlich etwas Wasser, zwei Löffel Erdnussmus, Haferflocken und eine Banane. Damit werden Sie pappsatt und führen Ihrem Körper mit nur einer Mahlzeit eine große Menge Nährstoffe zu. Das Grundrezept lässt sich beliebig durch die Zugabe anderer Zutaten wie Leinsamen, Kleie, Früchte, Rohkakao etc. ganz nach Ihrem Geschmack abwandeln.

Alkoholische Getränke und Softdrinks

Zählt Alkohol häufig auf Ihrem Speiseplan, sollte Sie von diesen Getränken allmählich Abstand gewinnen. Sie müssen nicht auf den Glühwein auf dem Weihnachtsmarkt oder den Cocktail am Sommerabend verzichten, aber Alkohol sollte möglichst eine genussvolle Ausnahme bleiben. Das bisschen dieser Getränke bringt eine geballte Ladung Kalorien mit sich. Ein Glas Wein kann sich glatt mit einer Dose Cola messen und deren Gehalt sogar noch übersteigen. Gerade beim Fasten möchten Sie keine Kalorien daran verschwenden. Davon abgesehen, bringt Ihnen das kaum Nährstoffe ein.

Bei den Softdrinks verhält es sich ähnlich. Leere Kalorien, deren Zucker zwar einen Energieschub bringt, der aber nur kurz anhält und im Anschluss schnell Heißhunger bereitet. Gerade nach Sport und Bewegung sollten Sie von stark zuckerhaltigen Getränken (das gilt auch für unverdünnte Obstsäfte) die Finger lassen, denn das stoppt die laufende Fettverbrennung.

Sport und intermittierendes Fasten

Auch die Idee von sportlicher Betätigung während der Fastenzeit klingt zu Beginn bestimmt erst einmal befremdlich. Sport, während man mehrere Stunden ohne Nahrung auskommen muss, das scheint genauso wenig zusammenzupassen wie die Vorstellung vom Fasten ohne Hunger.

Doch Sport ist nicht nur kein Problem beim Intervallfasten; dieses Fasten ist sogar eine häufige Form der Ernährung unter Sportlern. Wie schon erwähnt, schadet es dem Muskelaufbau nicht, sondern unterstützt diesen noch zusätzlich. Darüber hinaus ist es wie bei der Form des Abnehmens empfehlenswert, sich vermehrt körperlich zu betätigen. Nicht nur, weil es den Gewichtsverlust beschleunigt. Ihr Körper soll später ja auch fit und straff aussehen.

Wer viele Pfunde verliert, ohne ein wenig Sport zu machen, kann dem „Skinny Fat“ Phänomen zum Opfer fallen. Hierbei hat man zwar wenig Gewicht, doch was zwischen Haut und Knochen liegt, ist dann hauptsächlich Fett. So fällt der Körperumfang zwar gering aus, aber die Haut sitzt alles andere als straff und glatt.

Es gibt keine Regeln für das Sportprogramm im Zusammenhang mit Intervallfasten. Wer bislang viel Sport getrieben hat, darf das so beibehalten, allerdings sollten Sie sorgfältig überprüfen, ob Ihre aktuellen Sportzeiten sich mit den neuen Essenszeiten vereinbaren lassen oder ob dabei Änderungsbedarf besteht.

Wer nach langer Auszeit wieder anfängt, sollte sich in den ersten Tagen des Fastens erst einmal nur darauf konzentrieren, sich an die Fastenzeiten zu gewöhnen. Versuchen Sie ein Ausdauerprogramm nicht auf den Anfang Ihres Intervallfastens zu legen. Damit werden Sie sich höchstwahrscheinlich überfordern. Damit die Muskelmasse wirklich nicht abgebaut wird, ist ein gewisses Maß an Bewegung auf jeden Fall nötig. Das dürfen gerne auch lange Spaziergänge sein. Dadurch gewinnen Sie zwar keine neue Masse, verhindern aber, dass beim Gewichtsverlust Ihre Muskeln anstelle von Fett verlieren.

Die effektivsten Ausdauersportarten

Mit Ausdauersport schmilzt Fett schnell dahin. Eine Mitgliedschaft im Fitnessstudio oder bestimmte Geräte sind dafür meist gar nicht notwendig. Solange man über anständige Laufschuhe verfügt, lässt sich Joggen fast überall durchführen. Radfahren lässt sich prima mit Einkäufen oder dem Weg zur Arbeit verbinden, aber auch einfach zum Vergnügen per Pedale die Gegend zu erkunden, tut dem Körper gut. Wer deutlich mehr wiegt, als es den Gelenken beim Sport gut tut, der ist mit Schwimmen bestens bedient. Überhaupt merkt man hier die Anstrengung nicht so stark wie bei anderen Ausdauersportsarten, da das Wasser das Gewicht trägt. Trotzdem wird der ganze Körper dabei trainiert und die Fettverbrennung ordentlich angekurbelt.

Im Internet finden Sie jede Menge kostenlose **Videos für einfache Workouts** Zuhause. Mehr als ein paar Meter Platz vor dem Bildschirm sind dafür nicht nötig. Zugleich können Sie dabei motivierende Musik laufen lassen.

Morgens vor dem Essen sporteln?

Eine alte Frage, auf die es keine pauschale Antwort

gibt. Hat man noch nichts gegessen, greift der Körper gleich auf die Fettreserven zur Energiegewinnung zurück. Andererseits bekommt körperliche Betätigung auf leeren Magen nicht jedem. Ob es für Sie funktioniert, müssen Sie selbst ausprobieren. Fühlen Sie sich schwach oder gar schwindelig, dann ist der Sport nach dem Aufwachen ohne Nahrungszufuhr nicht für Sie geeignet. Hören Sie auf Ihren Körper und versuchen Sie nichts zu erzwingen. Körperliche Anstrengung macht nur dann Sinn, wenn Sie die nötige Kraft dafür aufbringen können. Gerade wer erst wieder frisch damit anfängt, muss nicht gleich am nächsten Morgen gleich vom Bett aus losjoggen. Möglicherweise werden Sie ja nach ein paar Wochen Übung auch zum Frühsportler.

Ihre Energiebilanz – Was Sie am Tag essen sollten

Damit Sie wissen, wie „normal essen" überhaupt für Sie persönlich aussieht, sollten Sie zunächst Ihren täglichen Kalorienbedarf, auch als Energiebilanz bekannt, berechnen. An diesem Richtwert können Sie sich dann orientieren, um zu wissen wie viel Sie außerhalb der Fastenstunden zu sich nehmen dürfen. Dafür müssen Sie Ihren individuellen Grund- und Leistungsumsatz herausfinden.

Den Grundumsatz berechnen Sie folgendermaßen:
Männer: 66,5 + (13,7□*□Gewicht in kg) + (5,0□*□Größe in cm) – (6,8□*□Alter)
Frauen: 655 + (9,6 * Gewicht in kg) + (1,8□*□Größe in cm) – (4,7□*□Alter)

Der Grundumsatz zeigt an, was unser Körper täglich an Kalorien unbedingt braucht. Dabei ist es völlig egal, ob Sie den ganzen Tag auf dem Sofa liegen oder körperlicher Arbeit nachgehen – diese Menge an Kalorien muss der Körper erhalten, um seine Funktionen aufrecht zu erhalten.

Bei einer 25-jährigen Frau mit einer Größe von 1,65m und einem Gewicht von 65kg läge der Grundumsatz also bei 1476,5kcal am Tag. Der Grundumsatz wird dann mit Ihrem persönlichen PAL-Wert multipliziert.

Die niedrigste Zahl ist dabei 1,2. Diese gilt nur dann, wenn man sich am Tag wirklich so gut wie gar nicht vom Fleck bewegt. Betroffen sind davon alte oder bettlägerige Menschen bzw. Rollstuhlfahrer. Ab einem Wert von 2,0 zählt man zu den Berufssportlern oder Menschen, die einen körperlich herausfordernden Beruf haben.

Falls unsere Frau aus dem Beispiel im Einzelhandel arbeitet, wobei sie hauptsächliche einer stehenden/gehenden Tätigkeit nachgeht, so läge ihr PAL-Wert bei 1,8.

Grundumsatz 1476,5 x Leistungsumsatz 1,8 = Kalorienbedarf 2657,7

Diese Kalorienzufuhr benötigt sie, um ihr Gewicht aufrecht zu erhalten. Was darunter liegt, führt auf Dauer zu einer Gewichtsabnahme. Beim Kurzzeitfasten sollte Ihre tägliche Kalorienzufuhr also unter dem Wert Ihrer aktuellen Energiebilanz liegen, ohne dass die Nährstoffzufuhr darunter leiden muss. Darum machen einem schlechte Lebensmittel mit leeren Kalorien das Leben so schwer. Zu schnell überschreitet man die eingeschränkte Kalorienzahl, ohne dass der Körper alles abbekommt, was er braucht.

Verteilen Sie Kohlenhydrate geschickt

Ihre Mahlzeit mit den meisten Kohlehydraten, gerade wenn auch leere dabei sind, sollte entweder vor oder kurz nach der körperlichen Betätigung verzehrt werden. Folgt auf die Zufuhr Sport, dann wird die Energie nicht in Form von Fett gespeichert, sondern zur Deckung des Energiebedarfs genutzt, der durch die körperliche Anstrengung nun verstärkt auftritt. Nach einem Training sind unsere Glykonspeicher, die direkt in den Muskeln setzen, stark geleert.

Innerhalb von zwei Stunden nach dem Sport macht es darum definitiv Sinn, die Mahlzeit mit der höchsten Menge an Kohlenhydraten zu sich zu nehmen, denn in dieser Zeit wird die Zufuhr dann genutzt, um die Speicher wieder aufzufüllen, anstatt die Energie dem Fettspeicher hinzuzufügen. Gerade nach dem

Training sollten es aber die Polysacharide sein. Leere Kohlenhydrate in Form von einfachem Zucker sind der Fettverbrennung nicht zuträglich.

Abschluss

Intermittierendes Fasten bringt richtig viel. Gesundheit, Gewichtsreduktion, ein ausgeglichenes Lebensgefühl – und ist letztendlich überhaupt keine schwierige Angelegenheit. Wir legen unserem Körper damit kein Gefühl des Verzichts auf. Klar, ein paar Anfangsschwierigkeiten sind normal, wie bei jeder Umstellung, selbst wenn es einfache sind.

Welche Variante Ihnen zusagt, finden Sie früher oder später selbst heraus. Für jeden gibt es die richtige. Nehmen Sie sich Zeit für die Vorbereitung – und wenden Sie dann Ihren Fokus von dem Thema ab. Denn diese Ernährungsform soll ein Teil Ihres Lebens werden, keine Diät, um die Ihre Gedanken ständig kreisen.

Sie wissen jetzt, was Ihr Körper braucht und wie er all diese wichtigen Stoffe bekommt. Setzen Sie sich damit auseinander, bevor Sie in Ihre ersten Fastentage einsteigen und erstellen Sie einen Plan, der individuell auf Ihren Alltag passt. Finden Sie die perfekte Variante des Intervallfastens für sich selbst.

Ich wünsche Ihnen viel Erfolg auf dem Weg zu einer gesünderen Ernährung und dem gewünschten Gewichtsverlust.

Ihr Elias Jacobsen

Rechtliches und Impressum

Elias Jacobsen wird vertreten durch

Torben Gebbert
An der Burgstelle 35
28197 Bremen

24080916R00045

Printed in Poland
by Amazon Fulfillment
Poland Sp. z o.o., Wrocław